AF468938

DE LA

PHTHISIE PULMONAIRE

AU POINT DE VUE

DE L'ANATOMIE, DE LA PHYSIOLOGIE PATHOLOGIQUE ET DU DIAGNOSTIC

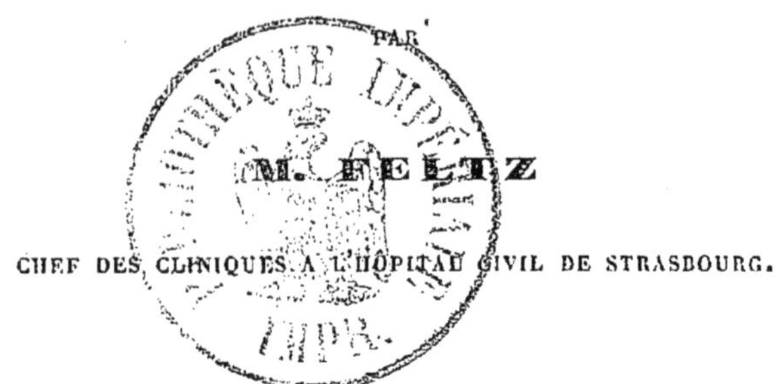

PAR

M. FELTZ

CHEF DES CLINIQUES A L'HOPITAL CIVIL DE STRASBOURG.

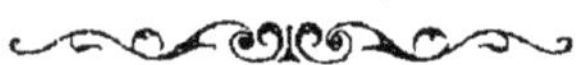

STRASBOURG

TYPOGRAPHIE DE G. SILBERMANN, PLACE SAINT THOMAS, 3.

1865.

DE LA

PHTHISIE PULMONAIRE

AU POINT DE VUE

de l'anatomie, de la physiologie pathologique et du diagnostic.

Le mot de *phthisie* est une expression purement clinique. Sous cette dénomination les anciens, depuis Hippocrate jusqu'au commencement de ce siècle, entendaient l'état de consomption, marqué par un amaigrissement progressif, rapide ou lent, une grande sécheresse de la peau hors les moments de sueurs, une coloration rouge des pommettes contrastant avec le dépérissement, une perte de forces proportionnelle à l'émaciation, un appareil fébril survenant tôt ou tard, avec intermittences irrégulières ou de simples rémissions, de l'insomnie, des sueurs noctures abondantes, partielles ou générales et de la diarrhée colliquative. Suivant les lésions ou les causes présumées occasionnelles, ils admettaient des phthisies pulmonaires mésentériques, intestinales etc. etc., et des phthisies pulmonaires scrofuleuses, syphilitiques, rhumatismales, arthritiques etc. etc. Les travaux d'anatomie pathologique du commencement du dix-neuvième siècle conduisirent beaucoup d'auteurs modernes à regarder la phthisie pulmonaire comme l'expression d'une seule et unique évolution morbide, le tubercule.

Depuis Bayle et Laënnec, le tubercule a fait les frais de nombreuses publications où le mot de *phthisie* se trouve pris comme synonyme du mot *tuberculisation*. De nombreuses autopsies, quelques recherches personnelles, les leçons cliniques de mes maîtres MM. Stoltz, Schützenberger et Hirtz, et les leçons d'anatomie pathologique de MM. Küss, Michel et Morel, m'ont toujours tenu en garde contre une semblable confusion. Je conserverai donc au mot de *phthisie* son ancienne acception.

Nous nous proposons, dans ce travail, d'étudier les divers états pathologiques du poumon qui peuvent conduire à la consomption, et les signes qui caractérisent ces diverses évolutions morbides.

Nous diviserons notre sujet en trois petits mémoires : dans le premier, nous traiterons de l'anatomie pathologique de la phthisie pulmonaire; nous établirons la classification des lésions qui nous paraît la plus naturelle et la plus logique; dans le second, nous étudierons les caractères cliniques des différentes espèces de phthisies; dans le troisième, nous établirons le diagnostic possible et les indications thérapeutiques.

Qu'il me soit permis, avant d'entrer en matière, de remercier publiquement mes vénérés maîtres de Strasbourg de m'avoir autorisé à puiser dans leurs savantes leçons nombre d'idées qu'ils retrouveront dans ce mémoire.

PREMIÈRE PARTIE. — ANATOMIE PATHOLOGIQUE.

§ 1. *Poumons.*

Les poumons se composent d'un parenchyme aréolaire, de conduits excréteurs qui sont les bronches, d'une charpente et d'une enveloppe. L'enveloppe ou plèvre viscérale se continue plus ou moins directement avec le tissu connectif intra-parenchymateux qui constitue la charpente de l'organe, qui sépare les lobes, les lobules primitifs et secondaires les uns des autres; les vésicules pulmonaires ne sont que des dépressions sous-divisantes des lobules primitifs; elles communiquent avec la cavité commune du lobule, tout en étant séparées les unes des autres par des trabécules. Les parois vésiculaires et les trabécules sont uniquement composées par un réseau de fibres élastiques très-ténues, au milieu desquelles rampent les capillaires sanguins. Les parois vésiculaires ne renferment donc pas de cellules plasmatiques; on ne rencontre ces dernières que dans le tissu cellulaire interlobulaire, autrement dit dans le tissu connectif. Intérieurement, les vésicules sont tapissées par une couche d'épithéliums pavimenteux; ces mêmes épithéliums recouvrent également les trabécules. Les cellules épithéliales mesurent 1/80 à 1/100 de millimètre. Les bronches se composent, dans le voisinage des vésicules, d'une muqueuse extrêmement fine et délicate, doublée à l'extérieur par quelques fibres musculaires et garnie à l'intérieur par un épithélium vibratile. On voit, d'après cette description, que dans le poumon il y a trois éléments essentiels constituants : l'épithélium des bronches et des vésicules, les fibres élastiques qui entrent dans la composition des vésicules et des trabécules, et le tissu connectif qui forme la gangue péribronchique, interlobulaire sous-pleurale et pleurale.

Sauf certains cas très-rares d'emphysème, où le tissu élastique s'atrophie ou se rompt, il n'est peut-être pas d'affection primitive de l'élément élastique. Les altérations de ce dernier tissu sont à peu près toujours secondaires, c'est-à-dire consécutives à des altérations, soit des épithéliums, soit du tissu conjonctif; aussi pouvons-nous parfaitement admettre que les lésions anatomiques de phthisie pulmonaire ne débutent jamais dans l'élément auquel le poumon doit sa grande rétractilité. Les nombreuses autopsies que nous avons faites et vu faire, et celles dont nous avons trouvé la relation dans les auteurs, nous autorisent à conclure que les lésions de la phthisie se manifestent toujours, soit dans le tissu conjonctif, soit dans le tissu épithélial, au moins au début; nous pouvons donc diviser les phthisies en phthisies conjonctives et en phthisies épithéliales. Nous allons décrire succinctement les altérations qui caractérisent ces deux ordres de la même famille pathologique. Nous indiquerons par une épithète les caractères des diverses variétés.

§ 2. *Phthisies conjonctives.*

A. *Phthisie conjonctive tuberculeuse.* Parmi les lésions de la phthisie conjonctive il faut en tout premier lieu signaler le tubercule. Bayle et Laënnec sont les premiers qui aient bien décrit cette production morbide: ils en firent un produit accidentel, hétéromorphe, organisé et vivant, une espèce de végétation parasitaire qui se substituait peu à peu à l'organe sur lequel elle se trouvait greffée. Cette opinion de Bayle et Laënnec fut universellement admise ; aussi n'est-il pas étonnant que, le microscope appliqué à l'étude des produits pathologiques, on se soit mis à la recherche des éléments spécifiques du tubercule. De 1826 à 1838, c'est-à-dire depuis Schræder van der Kolk jusqu'à Henle, à peu près tous les micrographes dotèrent le tubercule d'éléments spécifiques. C'est dans cette voie que marchèrent surtout Kuhn, Gluge, Vogel et Lebert. Les descriptions qu'ont données ces auteurs de ces éléments spécifiques, des globules dits tuberculeux, sont cependant si loin d'être d'accord, que l'on n'a pas à s'étonner d'avoir vu surgir contre cette théorie celle de la non-spécificité. Ce qui a surtout induit en erreur les défenseurs de la spécificité, c'est leur tendance à n'examiner que des parties déjà fortement dégénérées; il n'est nullement surprenant qu'en procédant ainsi, ils aient toujours trouvé des éléments n'ayant plus de rapports avec les éléments normaux et s'en éloignant d'autant plus que la dégénérescence était elle-même plus avancée. Dans le même ordre d'idées se place la doctrine des blastèmes spécifiques ; celle-ci n'est en effet qu'une conséquence forcée de l'admission des éléments spécifiques.

Henle, en 1838, procédant tout autrement que Lebert, se mit à examiner les parties les moins dégénérées des organes malades. Il ne tarda pas à s'apercevoir que les éléments dits tuberculeux ne sont autres que des modifications regressives des éléments normaux; il put s'en assurer par de nombreuses préparations qui lui permirent de voir en quelque sorte chaque degré de l'évolution. Comme Henle était partisan de la théorie de Schwann et de Schleiden, il formula sa doctrine sur le tubercule, en disant que les formations tuberculeuses se composent de cellules primaires plus ou moins altérées. Cette seule citation suffit pour se convaincre que Henle croyait encore à un blastème; mais toute idée de spécificité est rejetée par lui. Cette doctrine devint celle de l'école de Vienne, qui aujourd'hui encore considère le tubercule comme le résultat d'un exsudat plasmatique vicié et impropre à toute organisation. Les cellules primaires de Henle comme celles de Müller, naissant spontanément dans les exsudats plastiques, ne furent pas trouvées par les micrographes de l'école de Berlin ; aussi nièrent-ils résolument leur existence et même la possibilité de tout exsudat organisable;

ils en arrivèrent à ne reconnaître comme point de départ de toute organisation que les cellules. Dans la question qui nous occupe, ils conclurent d'abord contre la spécificité, puis contre l'exsudat impropre à l'organisation, pour admettre en fin de compte que le tubercule n'est qu'une formation cellulaire incomplète et imparfaite. Sans admettre aussi exclusivement que Virchow et ses élèves la théorie cellulaire en général, j'ai été conduit par mes observations à la reconnaître exacte dans les altérations qui font l'objet de ce travail, et cela parce qu'on peut suivre pas à pas toutes les évolutions morbides qui caractérisent la tuberculisation. C'est ainsi que nous savons aujourd'hui d'une manière indubitable que dans la tuberculisation le premier phénomène morbide est l'hypertrophie des cellules plasmatiques de certains territoires des poumons ; ces cellules deviennent au moins deux ou trois fois plus grosses qu'elles ne le sont à l'état normal; en même temps que l'hypertrophie, survient la division nucléolaire: les cellules se gorgent de noyaux, et quelques-unes se divisent et se multiplient. Par suite de ce travail de prolifération, nous arrivons à avoir, dans le tissu connectif, des nodules très-apparents à l'œil nu, de couleur grise, quelque peu transparents et qui sont connus dans l'anatomie pathologique microscopique sous le nom de *tubercules miliaires* ou de *tubercules gris*. L'évolution morbide continue-t-elle sa marche, nous constatons que l'hypertrophie et l'hyperplasie des cellules plasmatiques cessent, un travail régressif s'établit; les cellules s'infiltrent de graisse, du centre du nodule à la périphérie. Les tubercules, à cette période, changent de couleur, deviennent opaques. Par opposition à ce qu'ils étaient dans leur première période, on leur a donné le nom de *tubercules jaunes*. Ces deux variétés de tubercules constituent, à elles deux, les tubercules crus de Laënnec et de Bayle. Durant cette seconde période, le tissu pulmonaire proprement dit subit tout à l'entour des nodules du tissu connectif une dégénérescence atrophique déterminée par la compression, ou bien il s'enflamme et présente alors des traces évidentes de pneumonie. Les tubercules crus peuvent subir ultérieurement différentes modifications: ou bien ils se ramollissent par suite de l'infiltration graisseuse continue, disparaissent en tant que corpuscules solides et font place à une matière puriforme plus ou moins fluide, logée dans des excavations plus ou moins grandes, auxquelles on a donné le nom d'*abcès tuberculeux*, de *cavernules* ou de *cavernes*; ou bien les liquides qui baignent les tubercules déjà graisseux, se résorbent, d'où une momification, une masse solide qui ressemble à du pus concret; ou bien encore des sels calcaires se déposent dans les tubercules et les convertissent en des nodules crétacés. Nous avons donc dans la tuberculose pulmonaire trois périodes distinctes : la première est marquée par l'hypertrophie et l'hyperplasie de certaines cellules plasmatiques qui, par leur accumulation, donnent lieu au tubercule gris transparent; la seconde a pour caractère l'accroissement périphérique des nodules par l'adjonction de nouvelles cellules plasmatiques hypertrophiées et l'infiltration graisseuse des éléments centraux, d'où tubercules jaunes plus ou moins volumineux; la troisième période est constituée, soit par le ramollissement des tubercules, soit par leur momification, soit enfin par leur crétification. Ces trois états finaux peuvent exister simultanément dans les divers points d'un même poumon malade. Disons aussi qu'il y a toujours quelques cellules plasmatiques qui, après leur hypertrophie et leur multiplication, deviennent fibres connectives ondulées au lieu de subir la dégénérescence graisseuse. Cette évolution ascendante nous explique pourquoi les cavernes sont tapissées par des membranes fibreuses plus ou moins denses, et pourquoi les sinuosités de ces dernières sont souvent subdivisées en plusieurs loges par des fibres celluleuses. Il est évident que je n'entends pas parler ici des cavernules qui deviennent confluentes par destruction nécrobiotique des parties qui les séparent primitivement. C'est grâce à ce tissu connectif de nouvelle formation que nous voyons quelquefois les excavations tuberculeuses se cicatriser.

Avant de terminer ce qui a rapport à la tuberculisation vraie, je dois faire ressortir : 1° qu'il n'y a au début aucune différence appréciable entre le processus inflammatoire et le processus tuberculeux; je diffère sur ce point avec M. Villemin qui pense que dans la tuberculisation pulmonaire, les cellules plasmatiques ne font que se gorger de noyaux sans se diviser et se multiplier; 2° que le siége initial des productions tuberculeuses est toujours dans le tissu connectif et nullement dans les épithéliums pulmonaires; l'étude des parties qui commencent seulement à devenir malades le prouve jusqu'à l'évidence. Nous dirons plus bas comment il s'est fait que pendant longtemps on n'ait pas su à quoi s'en tenir à ce sujet; 3° que les études histologiques des poumons très-altérées rendent parfaitement compte des diverses théories qui se sont produites sur la nature du tubercule; il n'est en effet pas d'élément pathologique qui ne se trouve dans les points les plus ramollis. On comprend ainsi que Reinhardt en soit arrivé à considérer le tubercule comme le résultat d'une dessication de pus etc. etc. Suivant que les nodules tuberculeux se produisent en un seul point, en divers points ou dans tout le tissu conjonctif, on dit que la tuberculisation est locale, diffuse ou généralisée.

Les conclusions que nous venons de tirer, sont basées sur une quinzaine d'autopsies.

B. *Phthisie conjonctive granuleuse.* Chez les individus qui succombent rapidement à des accidents de phthisie, on trouve souvent une lésion consistant en une infiltration de tout le tissu pulmonaire par des granulations miliaires transparentes. Bayle, en cette occurence, ne trouvant ni tubercules jaunes ni cavernes, se refusa à croire à une véritable tuberculisation, et il créa la phthisie granuleuse. Depuis cet auteur jusqu'à nos jours, on a alternativement admis et rejeté la phthisie granuleuse; on l'a tour à tour rangée dans les tuberculisations ou dans les inflammations; tous les cliniciens cependant ont été forcés, de par les faits, à admettre des phthisies rapides, qu'ils ont appelées *aiguës* ou *galopantes*. Dans la seconde partie de mon travail, je reviendrai sur la valeur de tous ces termes; pour le moment je ne veux qu'étudier la lésion qu'en anatomie pathologique microscopique on connaît sous le nom d'*infiltration granuleuse des poumons*, et qui est constituée par le farcissement de tout le parenchyme pulmonaire par des nodosités très-petites, plus ou moins transparentes et d'un gris clair. On ne trouve, en ces cas, ni suppuration ni ramollissement. Nous avons eu occasion de voir deux cas de ce genre: l'un dans le service de M. le professeur Hirtz, il y a dix-huit mois; l'autre il y a à peine quelques jours, pendant les vacances de Pâques, dans le service de M. le professeur Schützenberger. Les deux malades, l'un jeune, l'autre vieux, ont succombé rapidement, au milieu d'accidents typhoïdes et adynamiques, sans accuser du reste d'accidents pectoraux bien accentués autrement qu'à la percussion et à l'auscultation. Nous relaterons plus loin les deux observations avec détails. L'examen microscopique des pièces a démontré à M. Morel, dans le premier cas, que tout le tissu conjonctif du poumon était malade. Les granulations se trouvaient composées de noyaux ronds, plus ou moins fusiformes, renfermés ou non dans des cellules plasmatiques hypertrophiées; le tissu conjonctif qui environnait les granulations présentait des cellules plasmatiques en voie de prolifération avec deux ou plusieurs noyaux. M. Morel en a conclu que les granulations n'étaient qu'un amas de noyaux primitivement développés dans des cellules plasmatiques qui, sous l'influence de la distension, s'étaient rompues. Chez le second malade j'ai vu ce que m'avait montré M. Morel il y a quelques mois. De ces deux faits et de ceux que j'ai lus dans les auteurs, je conclus qu'en ces cas il a une telle végétation conjonctive dans la trame du poumon, que les individus succombent asphyxiés, par suite de la compression des vésicules pulmonaires, et que le processus est le même, avec le caractère de diffusion en plus que celui qui marque le début de la tuberculisation pulmonaire légitime. Or j'ai dit plus haut qu'au début il est impossible de distinguer la tuberculisation de l'inflammation du tissu conjonctif; je dois donc avouer qu'il m'est impossible, d'après les caractères histologiques sus-mentionnés, de ranger la phthisie conjonctive granuleuse, soit dans les inflammations, soit dans les tuberculisations; les malades meurent trop vite pour laisser à l'évolution morbide le temps de présenter un caractère distinctif. De par les accidents généraux et locaux je penche pourtant vers la tuberculsation. J'ai encore une autre raison pour le croire : dans le cas que j'ai observé, il y avait par-ci par-là quelques noyaux qui commençaient à s'infiltrer de graisse, tout en conservant leur forme. D'après tout ce qui précède, la phthisie conjonctive granuleuse doit être conservée dans le cadre nosologique au point de vue de l'anatomie pathologique. Nous le démontrerons encore au point de vue de la physiologie pathologique et de la clinique.

C. *Phthisie conjonctive purulente.* Il est souvent question dans les auteurs, depuis Laënnec jusqu'à Andral et Trousseau, d'abcès péri-pneumoniques, de vomiques, ni tuberculeuses ni métastatiques, mais consécutives à des pneumonies. On rencontre cependant par-ci par-là, surtout chez les jeunes sujets, des abcès très-petits disséminés dans les poumons en telle quantité qu'ils ressemblent, comme dit fort bien M. Trousseau, à des myriades de tubercules. Je ne m'occuperai pas des premiers, car tout le monde sait comment ils se produisent, mais il n'en est pas de même des seconds. Disons aussitôt que le siége de ces petits abcès, que j'appellerai *tuberculiformes*, n'est pas toujours le même; ils sont en effet l'expression, tantôt d'une inflammation de l'épithélium de quelques vésicules pulmonaires isolées, tantôt celle d'une inflammation du tissu conjonctif. Pour le moment je ne m'occuperai que des abcès tuberculiformes de cette seconde catégorie. Je n'ai jusqu'à présent eu qu'un seul exemple de cette curieuse lésion, c'était chez un enfant qui a succombé à une phthisie assez rapide. Il était âgé de cinq ans, et ses poumons étaient littéralement farcis d'abcès, dont les plus petits n'avaient pas la grosseur d'une petite tête d'épingle et dont les plus gros ne dépassaient pas le volume d'un haricot. Cet enfant a succombé dans le service de M. le professeur Tourdes au mois de juillet 1864. L'autopsie fut faite par M. Morel, qui a bien voulu me montrer ses préparations. Il en résulte d'une manière patente que ces abcès n'étaient nullement le résultat de pneumonies lobulaires, car l'épithélium des vésicules était intact, mais bien d'une inflammation disséminée du tissu conjonctif intra-parenchymateux. Les différents degrés de la lésion étaient les suivants : dans le voisinage des abcès, les cellules plasmatiques étaient considérablement hypertrophiées, leurs rayons canaliculés étaient effacés ; à mesure que l'on se rapprochait de l'abcès, on trouvait ces cellules de plus en plus gorgées et distendues par des noyaux; ces derniers prenaient un peu plus loin encore la forme des globules de pus; enfin, dans le centre de la granulation on ne rencontrait plus que des globules de pus isolés. Il résulte de ce fait curieux que le pus composant les abcès provenait évidemment de la transformation successive des noyaux des cellules plasmatiques, qui, les globules de pus formés, se rompaient. De la quantité des cellules plasmatiques prises en un même point dépendait le volume de l'abcès. Les plus grands résultaient évidemment de la confluence de plusieurs petits. En quelques points, les nodules renfermaient une substance caséeuse composée de cellules ratatinées. Cette matière n'était certainement autre chose que du pus privé de ses éléments liquides; sur d'autres points les abcès communiquaient déjà avec les bronches. En présence d'un semblable fait on doit se demander si toutes les pneumonies dites lobulaires le sont effectivement, et si souvent peut-être l'on n'aurait pas affaire à une évolution morbide semblable à celle que nous venons de signaler. J'ai trouvé une observation semblable dans la clinique de M. Trousseau : les caractères microscopiques seuls sont relatés, et je n'ai pas, d'après ce que dit cet auteur, la conviction qu'il ne se soit pas trouvé en présence d'un fait semblable à celui que je viens de signaler. Il m'a été impossible jusqu'à présent de déterminer d'une manière rigoureuse le siége des abcès métastatiques, et il est, je crois, jusqu'à ce jour impossible de dire si le processus débute dans le tissu épithélial ou dans le tissu conjonctif; il serait parfaitement possible, dans ce genre de lésion, que la cause déterminante ne fût autre qu'une embolie capillaire, comme l'a du reste depuis longtemps supposé mon maître M. le professeur Schützenberger. Quant aux autres collections purulentes intra-pulmonaires, elles peuvent aussi bien avoir pour point de départ une inflammation épithéliale qu'une inflammation du tissu conjonctif. Dans les abcès consécutifs à des *pleurésies* viscérales, on peut jusqu'à un certain point démontrer que la lésion existait originairement dans les trabécules connectifs qui de la plèvre s'enfoncent dans le parenchyme pulmonaire. J'en ai vu un exemple chez un malade qui a succombé dans le service de M. Hirtz.

D. *Phthisie conjonctive cirrotique.* J'ai traité de cette affection dans mon mémoire sur la phthisie des tailleurs de pierres. Je rappellerai seulement ici qu'elle est caractérisée, à l'œil nu, par la production de nodosités blanchâtres ou de bandes de tissu conjonctif qui traversent le parenchyme en tout sens et étranglent les vésicules pulmonaires. Nous considérons dans l'évolution de la cirrose pulmonaire trois périodes : dans la première, il y a hypertrophie et multiplication des cellules plasmatiques; les cellules de nouvelle formation procèdent de la division des noyaux des anciennes; à l'œil nu cette période ne se révèle que par une tuméfaction du tissu irrité. Dans la seconde période, les cellules néoplasiques deviennent fusiformes, s'accolent par leur bout et constituent par leur accumulation de petits noyaux blanchâtres très-apparents, tuberculiformes. Dans la troisième période enfin, les fuseaux deviennent fibres, il y a formation complète du tissu fibreux parfaitement reconnaissable à l'œil nu, il n'est autre que du tissu de cicatrice ordinaire. Disons cependant qu'il est toujours quelques noyaux néoplasiques qui s'infiltrent de graisse comme dans la tuberculose vraie; absolument comme dans cette dernière, il y a toujours quelques noyaux qui s'allongent en fibrilles pour donner lieu à quelque peu de tissu connectif. La cirrose pulmonaire est assez fréquente; elle se développe principalement chez les individus qui sont par état exposés à respirer dans une atmosphère chargée de poussières organiques ou inorganiques et qui ne sont du reste nullement prédisposés aux affections tuberculeuses. Aux observations que j'ai publiées antérieurement je puis aujourd'hui ajouter une huitième, celle d'un tailleur de pierre qui a succombé tout récemment dans le service de la salle 101 et chez lequel nous avons trouvé une cirrose pulmonaire typique. Les deux poumons se trouvaient être sillonnés en tout sens par des bandes épaisses de tissu conjonctif de nouvelle formation, et un grand nombre de lobules, étranglés à leur base, présentaient tous les caractères de l'emphysème lobulaire si bien décrit pour la première fois par Rokitansky. Sur quelques points cependant, on a trouvé des nodosités blanchâtres dans lesquelles, au lieu d'organisation en tissu fibreux, il y avait eu infiltration graisseuse des éléments, autrement dit, tuberculisation vraie. Cette observation démontre donc combien les deux affections sont parentes.

§ 3.

Je ne dirai rien des lésions secondaires des poumons dans les phthisies, tels que les emphysèmes, les catarrhes, les pneumo-thorax, les hydro-pneumo-thorax, les ruptures vasculaires, qui s'expliquent facilement si l'on se rappelle que le produit de l'évolution morbide primitive agit sur le tissu pulmonaire circumvoisin, soit comme agent de compression, soit comme corps étranger, d'où des atrophies ou des inflammations éliminatoires ou ulcératives. Je veux uniquement appeler l'attention sur les caractères communs et différentiels des divers processus morbides que je range dans les phthisies conjonctives. Il résulte de l'exposé que j'ai fait plus haut, qu'au point de vue anatomique et histologique, les évolutions morbides que j'ai désignées sous le nom de *phthisies conjonctives tuberculeuse*, *granuleuse*, *purulente* et *cirrotique*, débutent d'une manière identique par l'hypertrophie et l'hyperplasie des cellules plasmatiques, d'où le caractère commun, visible à l'œil nu, du nodule miliaire plus ou moins transparent. Les différences commencent à se marquer dès la seconde période à l'observation microscopique, par l'appréciation de la tendance organique des éléments de nouvelle formation, mais ne s'accusent pour l'observateur privé de microscope qu'à la troisième période. La seconde période, en effet, est marquée pour le micrographe par la tendance des éléments, soit à l'infiltration graisseuse, soit à l'allongement fusiforme, soit à la déformation mamelonnée des noyaux, soit au *statu quo*. Dans la troisième période enfin, il y a non-seulement tendance vers telle ou telle néoplasie, mais établissement formel de cette dernière. Tissu connectif jeune imparfait, tissu fibreux cicatriciel, graisse ou pus, tels sont les quatre aboutissants de ces divers procès.

§ 4. *Phthisies épithéliales.*

A. *Phthisie épithéliale tuberculeuse.* Chez nombre de phthisiques qui succombent dans nos pays, on trouve à l'autopsie des altérations spéciales autres que celles que nous avons décrites jusqu'à présent; tantôt les organes respiratoires se présentent à nous farcis de petits nodules jaunâtres qui apparaissent surtout sur les surfaces de section. Ces nodules sont friables, se laissant facilement écraser par la pression du doigt; ils sont de prime abord jaunes, car jamais on ne voit à côté d'eux de granulations grises. On ne peut donc pas les considérer comme des tubercules arrivés à la deuxième période. Par suite de leur présence, les poumons sont moins perméables, par conséquent plus denses et ne s'affaissent plus sous l'influence de la pression atmosphérique. D'autres fois les parties malades sont converties en un tissu d'un jaune sale, cassant, très-lourd; à l'incision, le parenchyme pulmonaire paraît se composer d'une masse céromineuse; il y a comme une infiltration caséeuse; lobules, vacuoles vésiculaires ont complétement disparu, et l'on ne voit plus dans ces masses caséeuses que des lacunes qui indiquent les orifices des gros tuyaux bronchiques. Dans l'un et dans l'autre cas on rencontre très-souvent dans le parenchyme pulmonaire de vastes excavations, des cavernes remplies de liquide séro-purulent ou coloré en rouge par des extravasations sanguines. Il est évident que ces excavations plus ou moins nombreuses sont le dernier terme de la lésion qui se montre au début sous la forme de lobules cireux ou d'infiltration caséeuse. Pendant longtemps on a confondu ces deux lésions du parenchyme pulmonaire avec les altérations tuberculeuses proprement dites, et cela parce qu'elles aboutissent, comme les tubercules vrais, à la production de vastes excavations intra-pulmonaires. A l'œil nu, la substance qui compose les nodules jaunes, les masses, les gâteaux caséeux, présentent les mêmes propriétés physiques; on peut parfaitement considérer ces deux états comme dépendant d'une seule et même évolution morbide, d'autant plus qu'ils coexistent très-souvent. Nous démontrerons du reste par la voie histologique qu'il en est ainsi. Déjà Bayle et Laënnec avaient signalé des différences dans les formes anatomiques de la tuberculisation pulmonaire; mais se trouvant dans l'impossibilité de suivre les lésions histologiquement, ils ne purent baser solidement les différences qu'ils remarquèrent dans ces processus morbides; ils ne firent qu'accuser des nodosités différentes sans pouvoir en rendre compte. Les premières études micrographiques, faites dans les idées de spécificité dont nous avons parlé plus haut, ne permirent pas davantage de trancher la difficulté. Ce n'est qu'au moment où Henle établit que le tubercule n'a pas d'élément spécifique, qu'il est produit par des tissus sains ou normaux frappés d'atrophie et d'arrêt de développement, qu'on entrevît la vérité touchant la tuberculose épithéliale. Longtemps avant les travaux de l'école de Berlin, dès 1847, M. le professeur Küss, de Strasbourg, essaya de démontrer que tout tubercule pulmonaire n'est que l'effet d'une modification épithéliale de l'organe, caractérisée par un épaississement et une accumulation. Dans la *Gazette médicale de Strasbourg* de l'année 1855, à la p. 341, l'éminent savant s'exprime ainsi :

« Dans le début, le globule épithélial conserve ses principales propriétés optiques, il reste transparent. De là les formes initiales de granulation grise, de tubercule gélatineux infiltré. Plus tard, l'accumulation lente de ces éléments comprime, use, fait disparaître le squelette du poumon, c'est-à-dire la membrane alvéolaire; puis, après un certain temps, le globule épithélial meurt, se momifie, se ratatine, change de propriétés optiques, et devient opaque. »

Depuis l'important travail du professeur de Strasbourg, le jour s'est complétement fait sur cette importante question; les observations microscopiques de Virchow, de Mandel, de Michel et de Morel ont puissamment contribué à la confirmation de la tuberculisation épithéliale. Nous allons en quelques mots décrire le processus pathologique tel que nous le comprenons et tel que vingt-cinq autopsies directement observées nous autorisent à le faire. Ici, comme toujours, il faut étudier les lésions sur les parties du poumon non encore complétement altérées. En examinant par exemple les granulations jaunes isolées, disséminées dans divers points du poumon, on ne tardera pas à s'apercevoir que le nodule ne siége pas dans le tissu conjonctif, mais dans le tissu épithélial; autrement dit, on verra qu'une ou plusieurs vésicules pulmonaires juxtaposées se trouvent dans une situation tout autre que les vésicules circonvoisines tout à fait saines. Dans les vésicules malades et altérées à un degré peu avancé, nous observons en effet au début du processus pathologique une véritable pneumonie, c'est-à-dire que nous avons sous les yeux une prolifération épithéliale marquée par une hyperplasie et une multiplication de cellules pavimenteuses de vésicules. De la sorte, la vésicule cesse d'être perméable à l'air, elle n'a plus de cavité centrale; au lieu d'un lobule dépressible, nous avons un lobule induré. Jusqu'ici l'altération est identique, comme nous venons de le dire, à celle de la pneumonie catarrhale. Nous pouvons donc affirmer qu'à la première période de la phthisie épithéliale tuberculeuse, il n'y a que de la pneumonie. Dès la seconde période, les choses changent de face. En effet, au lieu de se liquéfier, de se fondre, pour être rejetés au dehors ou résorbés, les éléments inflammatoires persistent et s'infiltrent de graisse, absolument comme les noyaux qui gorgent les cellules plasmatiques dans la tuberculisation vraie. Les lobules deviennent ainsi plus denses et plus imperméables encore. A la troisième période enfin, la fonte graisseuse dissocie tous les éléments indurés antérieurement ainsi que la cloison des alvéoles atrophiées par suite de compression, et les cavernules se trouvent constituées. Par la confluence de plusieurs cavernules, nous avons finalement de très-grandes excavations. Ce qui caractérise surtout ce mode pathologique, c'est qu'il n'envahit ordinairement que de petits groupes de vésicules bien distincts les uns des autres. M. Morel a donné à ce processus pathologique le nom de *pneumonie caséeuse* ou *tuberculiforme*. Cette forme de phthisie épithéliale répond parfaitement à la forme de phthisie conjonctive tuberculeuse; sauf le siége, toutes les phases de l'évolution morbide sont en tous points similaires. Nous avons fait ressortir plus haut la similitude des caractères de l'anatomie pathologique macroscopique.

B. *Phthisie épithéliale caséeuse.* Dans cette forme de phthisie, les poumons ne présentent que rarement des cavernes et des cavernules; ils sont, ainsi que nous l'avons dit plus haut, comme infiltrés d'une substance qui ressemble à du mastic de vitrier. Leur volume est énorme, leur densité est considérablement augmentée; leur élasticité fait complétement défaut. De malléable, leur tissu est devenu si friable, que la plus petite traction exercée sur eux les déchire. Les vésicules, les lobules, les petites bronches sont tout à fait effacés. Comme on trouve toujours en ces cas des territoires les uns plus malades que les autres, il est encore possible ici d'étudier histologiquement le processus pathologique. L'examen microscopique nous révèle qu'au début nous n'avons affaire qu'à une pneumonie. Au lieu d'être vésiculaire, lobulaire, comme dans la phthisie épithéliale tuberculeuse, la pneumonie est diffuse, un lobe ou un poumon entier se trouvent envahis. L'épithélium vésiculaire s'hypertrophie, puis se divise et se subdivise par voie nucléolaire, de telle sorte que l'organe tout entier devient imperméable. Les petites bronches participent généralement au mouvement morbide et les grandes divisions bronchiques seules restent perméables. La pneumonie à cette première période est simple. Cependant il y a déjà une différence entre elle et la pneumonie franche, en ce sens que la lésion n'entame en quelque sorte que successivement et de proche en proche les différents territoires de l'organe. A la seconde période, nous observons, comme dans la variété précédente, l'infiltration graisseuse des éléments inflammatoires, et l'hépatisation rouge fait place à l'induration jaune. A ce moment, les poumons sont infiltrés, comme on dit aujourd'hui, de matière caséeuse. La troisième période ne se montre généralement pas ou ne se marque que sur des points très-circonscrits, par de petits foyers de ramollissement, et cela parce que les individus succombent trop rapidement à l'asphyxie. Je n'ai pas besoin de faire ressortir les analogies de cette forme de phthisie avec la précédente, elles sautent aux yeux : nous avons en effet dans la phthisie épithéliale caséeuse les mêmes lésions, seulement plus disséminées et plus uniformément répandues que dans les deux premiers degrés de la phthisie épithéliale tuberculeuse. Il n'y a de différence que dans le manque de la troisième période de la phthisie épithéliale caséeuse, qui se termine ordinairement trop vite pour laisser le ramollissement graisseux de la masse vitreuse s'établir. Je dois, avant de terminer ce qui a rapport à cette forme de phthisie, attirer l'attention sur les points de ressemblance qu'elle présente avec la phthisie conjonctive granuleuse : la marche du processus est à peu près la même et la mort arrive par un mécanisme identique. Dans l'une et dans l'autre forme, il y a absence de la troisième période, et de simples phénomènes inflammatoires au début. Dans cette variété de phthisie, on trouve généralement les parois alvéolaires intactes, ainsi que le tissu conjonctif interlobulaire, contrairement à ce qui arrive dans la phthisie épithéliale tuberculeuse, où les épithéliums, les tissus conjonctif et élastique finissent par être la proie du ramollissement graisseux.

C. *Phthisie épithéliale purulente.* Chez les enfants, et quelquefois chez les adultes, on voit survenir assez souvent une maladie pulmonaire qui affecte au début les allures d'une pneumonie franche. Mais bientôt les accidents et les symptômes rapprochent davantage l'affection de la phthisie. M. le professeur Trousseau a réuni les faits dont nous entendons parler ici dans une magnifique leçon intitulée : *Les abcès pulmonaires ou vomiques péri-pneumoniques.* Il signale plusieurs observations qui lui sont personnelles et d'autres qu'il emprunte à Graves, à Laënnec, à Andral, à Honoré et à Chomel. A l'époque où nous étions interne au service des enfants, chez M. le professeur Tourdes, nous avons eu occasion de voir trois fois des pneumonies franches au début se convertir en phthisies rapides. Nous n'avons jusqu'à présent pas eu d'occasion de voir d'abcès péri-pneumoniques chez l'adulte. Chez le premier de nos enfants, nous avons trouvé à l'autopsie, dans le poumon gauche, plusieurs petits abcès de la grosseur d'une noisette; ils occupaient la périphérie du lobe supérieur et ne communiquaient pas entre eux; ils étaient entourés d'un tissu pulmonaire pris d'hépatisation rouge. Chez le second, la lésion siégeait encore au poumon gauche qui était induré dans toute son étendue et qui présentait une vingtaine de petits foyers de la grosseur d'un pois remplis de pus. Chez le troisième, le poumon droit présentait dans son lobe inférieur une vaste collection purulente, limitée de toutes parts par du tissu induré. Ces deux enfants n'avaient succombé qu'au bout de deux ou trois mois. Pendant la vie nous avions diagnostiqué des phthisies tuberculeuses consécutives à des péripneumonies. Les autopsies furent faites par M. Morel. L'examen microscopique démontra qu'il n'y avait pas de tubercule dans les poumons de ces trois enfants, mais une inflammation chronique du parenchyme pulmonaire avec suppuration de quelques lobules isolés ou juxtaposés : d'où des foyers plus ou moins gros remplis d'un pus parfaitement constitué. Ces trois faits datent de l'année 1859, que j'ai passée au service de M. Tourdes. Quoique je n'en connaisse pas d'autres, il n'en est pas moins évident pour moi que dans tous les cas semblables les choses doivent se passer de la manière indiquée par M. Morel : une vésicule, un lobule ou un lobe s'enflamme, les épithéliums des vésicules prolifèrent, s'hypertrophient d'abord, puis se divisent et se multiplient au point de combler toute la cavité vésiculaire ou lobulaire. A ce moment, le processus s'arrête ou rétrograde sur certains points, tandis que sur d'autres il continue et aboutit au mamelonnement des noyaux, à l'hydropisie et à la rupture des cellules, et partant à la formation d'un vrai pus au milieu de parties saines ou indurées. Cette évolution morbide diffère de la pneumonie purulente par ce que dans cette dernière la suppuration est uniformément étendue, qu'il n'y a pas formation d'abcès, mais faible infiltration purulente. La marche des deux affections est également très-différente. Je devrais aussi mentionner ici les ulcérations pulmonaires survenant à la suite de desquamations épithéliales; mais j'ai déjà exposé la manière dont elles se produisent, dans mon mémoire sur la phthisie des tailleurs de pierres. Je me suis basé sur la doctrine de M. Küss, qui a démontré dès 1847 que tout tissu conjonctif dépourvu de son revêtement épithélial, s'enflamme, suppure et se nécrose. D'après ce que je viens de dire, je crois inutile de faire ressortir l'analogie qu'il y a entre la phthisie conjonctive purulente et la phthisie épithéliale purulente; et par cela même je puis me dispenser de justifier cette appellation.

D. *Phthisie épithéliale cirrotique.* Il nous reste à nous occuper de certaines affections où l'on trouve le parenchyme pulmonaire imperméable pour cause d'oblitération par bouchons, des canaux bronchiques et des vésicules pulmonaires. J'entends parler ici des maladies que l'on appelle vulgairement *pneumonies* ou *bronchites fibrineuses.* Suivant l'étendue de la lésion, le plus ou moins de facilité avec laquelle se détachent ces bouchons uniformes, l'affection présente les allures d'une pneumonie franche ou d'une phthisie rapide. Nous avons vu, au service de M. le professeur Schützenberger, deux pneumonies fibrineuses rapidement mortelles par suite d'accidents asphyxiques. A l'autopsie, l'on trouve les petites bronches et les vésicules oblitérées dans presque toute l'étendue des deux poumons. Par contre, nous connaissons un fait qui fera l'objet de la thèse inaugurale de M. Jules Triponel et qui a été observé directement par M. Triponel père, fait où l'individu affecté rendait tous les matins, après quelques secousses de toux, de grandes quantités de petits filaments vermiformes arborisés. L'évacuation faite, tout accident asphyxique disparaissait. Le malade, après avoir souffert cinq mois, est aujourd'hui complétement guéri.

Pendant longtemps on croyait avoir affaire à des exsudations fibrineuses, d'où le nom de *cylindres fibrineux*. On s'est surtout occupé des cylindres fibrineux dans les affections rénales, et je crois que l'on peut parfaitement appliquer les connaissances acquises sur ce dernier point aux productions cylindriques pulmonaires. Je proposerai donc pour les cylindres pulmonaires la classification que Johstson a admise pour les cylindres rénaux, c'est-à-dire que j'admettrai trois espèces de cylindres : 1° les cylindres épithéliaux; 2° les cylindres hématiques; 3° les cylindres cireux. Cette classification est en tout conforme à ce que j'ai observé. En examinant, en effet, la structure de ces produits, on se convainc que le plus souvent les cylindres ne se composent que de cellules épithéliales; qu'ils procèdent d'une hyperplasie de l'épithélium bronchique et vésiculaire et nullement d'un exsudat organisable des alvéoles ou des petits canaux aériens. Leurs caractères histologiques, comme le dit M. Morel, et le mécanisme de leur évolution leur assignent une commune origine avec les membranes du croup. J'ai pu m'assurer, dans les deux cas que j'ai cités plus haut, de la véracité parfaite de l'assertion de M. Morel. Il est toutefois des cas où, à la suite d'hémorrhagie intra-parenchymateuse datant de quelque temps, on trouve des cylindres bronchiques, de couleur blanchâtre, constitués par de la fibrine et quelques corpuscules sanguins plus ou moins déformés et décolorés. Chez un tailleur de pierres, dont j'ai déjà cité l'observation et qui mourut d'hémorrhagie pulmonaire, j'ai vu de ces cylindres hématiques à leurs différents degrés d'évolution, c'est-à-dire depuis le cylindre rouge jusqu'au cylindre gris blanchâtre. Dans les cylindres cireux on ne trouve ni sang, ni fibrine, ni cellules épithéliales, mais une substance complétement amorphe. M. Morel s'exprime en ces termes sur leur nature : « Lors même qu'on ne trouverait pas de cellules dans toute la masse des cylindres, on ne serait pas autorisé à conclure à une origine exsudative ; car dans ces cas, la substance amorphe qu'on a sous les yeux provient de la fusion des cellules. Ce fait n'est pas isolé, on l'observe dans différents autres produits pathologiques et notamment dans le cancer colloïde du péritoine, où la matière colloïde et amorphe est véritablement formée de cellules dont le contenu granuleux, ainsi que le noyau, se transforment en matière gélatineuse et dont les parois disparaissent par résorption. » Il m'a été donné, il y a quelques jours seulement, d'observer un poumon où j'ai pu étudier les différentes phases que traversent les cellules pulmonaires pour devenir hyalines. Dans les cylindres provenant du malade de M. Triponel, il y en avait beaucoup d'amorphes et d'autres où l'on reconnaissait encore des cellules épithéliales munies de leur noyau. Il est toujours possible de suivre les transformations que nous venons d'indiquer, dans les produits qui nous occupent : aussi ne comprenons-nous pas que l'on ait si longtemps pu admettre que les cylindres dits fibrineux eussent pour origine un exsudat coagulé.

Nous avons vu dans les paragraphes précédents que l'on entend par cirrose conjonctive l'augmentation en masse persistante du tissu conjonctif. Ne sommes-nous pas autorisés à admettre de même une cirrhose épithéliale caractérisée par une augmentation en masse persistante du tissu épithélial d'un organe? Nous nous croyons d'autant plus en droit d'adopter cette appellation qu'elle rend parfaitement compte d'un état pathologique déterminé et d'un mode de terminaison spécial des inflammations aiguës ou chroniques des revêtements épithéliaux.

§ 5.

Comme pour les phthisies conjonctives, on voit d'après ce qui précède que les évolutions morbides qui caractérisent les phthisies épithéliales débutent toutes d'une seule et même manière : par l'hypertrophie et l'hyperplasie des éléments cellulaires ; les différences ne se marquent qu'ultérieurement par la tendance des éléments multipliés vers tel ou tel tissu organique normal ou anormal. Dans la phthisie épithéliale tuberculeuse, les éléments vont à la liquéfaction et à la fonte graisseuse; dans la phthisie épithéliale caséeuse, ils s'arrêtent à l'infiltration graisseuse, conservent leur forme et ne se ramollissent pas; dans la phthisie épithéliale purulente, c'est à la néoplasie pus qu'ils tendent; enfin dans la phthisie épithéliale cirrotique, il y a simplement hypertrophie et hyperplasie des éléments, sans tendance ni à l'infiltration graisseuse, ni à la fonte, ni à la suppuration.

Conclusions.

1° Le mot de *phthisie* n'est pour nous qu'un terme clinique qui ne préjuge rien sur la nature des lésions anatomiques.

2° Au point de vue du siége des lésions, nous divisons les phthisies en phthisies conjonctives et en phthisies épithéliales.

3° Suivant le mode d'évolution des processus pathologiques du tissu conjonctif, nous admettons des phthisies conjonctives, tuberculeuses, granuleuses, purulentes et cirrotiques.

4° Suivant le mode d'évolution des processus pathologiques du tissu épithélial, nous divisons les phthisies épithéliales en phthisies tuberculeuses, caséeuses, purulentes et cirrotiques.

Bibliographie.

Bayle, *Recherches sur la phthisie*, 1810.
Lebert, *Physiologie pathologique*, t. I.
Donné, *Cours de microscopie*, 1864.
Bennett, *Dublin Quart. Rewiew*, août 1847.
Gluge, *Untersuch. allgemeiner und spezieller Pathologie*, cah. II.
Henle, *Schleim- und Eiterbildung*, Berlin.
Fœrster, *Anatomie pathologique*.
Küss, *Gazette médicale de Strasbourg*, 1847 et 1855.
Kuhn, *Académie des sciences*, 1834.
Laënnec, *Anatomie pathologique (Dictionn. des sciences médicales)*.
Jaccoud, *Notes de la traduction de Graves*.
Hirtz, *Leçons cliniques orales de* 1865.
Michel, *Du microscope et de ses applications*.
Morel, *Histologie normale et anatomo-pathologique*.
Reichert, *Das Entwickelungsleben in Wirbelthier*, 1840.
Rokitansky, *Lehrbuch der patholog. Anatomie*, t. I, p. 391, Wien.
Reinhardt, *Annalen des Charité-Krankenhauses*.
Schrœder van der Kolk, *Phthisie pulmonaire*, 1826.
Schützenberger, *Leçons cliniques orales de* 1864 *et* 1865.
Vogel, *Icones patholog.*, 1863.
Virchow, *Verhandl. des phys. med.* etc. 1851-1852.
— *Pathologie cellulaire*, traduction de Picard.
Wedl, *Grundzüge der pathologischen Hist.*, Wien 1853.
Willemin, *Du tubercule*, Strasbourg 1861.

www.ingramcontent.com/pod-product-compliance
Ingram Content Group UK Ltd.
Pitfield, Milton Keynes, MK11 3LW, UK
UKHW020229200726
13856UKWH00004B/1670

9 782013 450478